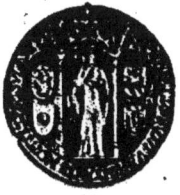

La Lumière

Son Application

Dans le Traitement de la Tuberculose

MONTPELLIER

G. Firmin, Montane et Sicardi.

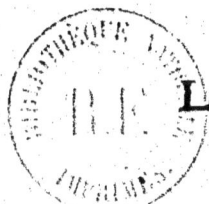

LA LUMIÈRE

SON APPLICATION

DANS LE TRAITEMENT DE LA TUBERCULOSE

LA LUMIÈRE

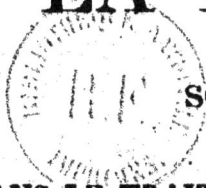

ET SON APPLICATION

DANS LE TRAITEMENT DE LA TUBERCULOSE

PAR

Armand AZAIS

DOCTEUR EN MÉDECINE

MONTPELLIER
IMPRIMERIE Gustave FIRMIN, MONTANE et SICARDI
Rue Ferdinand-Fabre et Quai du Verdanson
—
1910

PERSONNEL DE LA FACULTÉ
Administration

MM. MAIRET (✳)........... Doyen
SARDA.............. Assesseur
IZARD.............. Secrétaire

Professeurs

Clinique médicale	MM. GRASSET (✳).
	Chargé de l'enseig' de pathol. et thérap. génér
Clinique chirurgicale	TÉDENAT (✳).
Thérapeutique et matière médicale....	HAMELIN (✳)
Clinique médicale.	CARRIEU.
Clinique des maladies mentales et nerv.	MAIRET (✳).
Physique médicale	IMBERT.
Botanique et hist. nat. méd.	GRANEL.
Clinique chirurgicale	FORGUE (✳).
Clinique ophtalmologique.	TRUC (✳).
Chimie médicale.	VILLE.
Physiologie	HEDON.
Histologie	VIALLETON.
Pathologie interne	DUCAMP.
Anatomie.	GILIS (✳).
Clinique chirurgicale infantile et orthop.	ESTOR.
Microbiologie	RODET.
Médecine légale et toxicologie	SARDA.
Clinique des maladies des enfants	BAUMEL.
Anatomie pathologique	BOSC.
Hygiène.	BERTIN-SANS (H.)
Pathologie et thérapeutique générales ..	RAUZIER.
	Chargé de l'enseignement de la clinique médicale.
Clinique obstétricale.	VALLOIS.

Professeurs adjoints: MM. DE ROUVILLE, PUECH, MOURET
Doyen honoraire: M. VIALLETON
Professeurs honoraires: MM. E. BERTIN-SANS(✳), GRYNFELTT
M. H. GOT, *Secrétaire honoraire*

Chargés de Cours complémentaires

Clinique ann. des mal. syphil. et cutanées	MM. VEDEL, agrégé.
Clinique annexe des mal. des vieillards. .	VIRES, agrégé.
Pathologie externe	LAPEYRE, agr. lib.
Clinique gynécologique.	DE ROUVILLE, prof.adj.
Accouchements..	PUECH, Prof. adj.
Clinique des maladies des voies urinaires	JEANBRAU, agr.
Clinique d'oto-rhino-laryngologie	MOURET, Prof. adj.
Médecine opératoire.	SOUBEYRAN, agrég.

Agrégés en exercice

MM. GALAVIELLE	MM. SOUBEYRAN	MM. LEENHARDT
VIRES	GUERIN	GAUSSEL
VEDEL	GAGNIERE	RICHE
JEANBRAU	GRYNFELTT Ed.	CABANNES
POUJOL	LAGRIFFOUL.	DERRIEN

Examinateurs de la Thèse

MM. RAUZIER, *président.*	GAUSSEL, *agrégé.*
FORGUE (✳), *professeur.*	RICHE, *agrégé.*

A MON PÈRE ET A MA MÈRE

A MA SŒUR ET A MON BEAU-FRÈRE

A MES AMIS

A. Azaïs.

LA LUMIÈRE

SON APPLICATION

DANS LE TRAITEMENT DE LA TUBERCULOSE

INTRODUCTION

La tuberculose est aujourd'hui tellement fréquente et connue de tous, et dans la pensée humaine les termes tuberculose et mort prochaine sont tellement associés, que l'on voit la plupart des gens qui s'adressent à un tuberculeux, prendre cet air douloureux et triste que l'on affecte auprès du lit d'un moribond. Cette immense pitié en face d'une pareille maladie est d'autant plus compréhensible qu'en général ceux qui sont ainsi arrachés à la société étaient au printemps de leur vie, frêles boutons séparés de la tige avant d'être éclos, juste au moment et à l'âge où ils commençaient à entrevoir les beautés et les charmes de l'existence. Beaucoup de traitements ont été préconisés et essayés, mais cette multiplicité même n'indique-t-elle pas combien leurs effets sont inconstants et combien la thérapeutique antituberculeuse est encore imparfaite ! Voilà pourquoi, chaque année, surgit un nouveau sérum, une nouvelle méthode. L'application de la lumière est d'origine récente. Son action curative paraît réelle, et nous avons entrepris d'en faire le sujet de notre thèse. Quant à son action préventive, elle semble aussi bien établie. Un seul regard jeté sur la fréquence de la phtisie dans certaines rues de villes, étroites et mal éclairées, suffit à justifier cette définition de la tuberculose : *maladie de l'obscurité.* Que l'on considère, d'autre part, la vigueur des robustes terriens de nos montagnes, vrais forçats, peinant en été de quatre heures du matin à huit heures du soir, toujours gais et bien portants. Ils travaillent au grand air, mais aussi au soleil, et cette vigueur qui les rend réfractaires en quelque sorte à la tuberculose, c'est dans le soleil, source ultime de toute énergie, qu'ils la puisent. Michelet a dit : « La fleur humaine est de toutes les fleurs celle qui a le plus besoin de soleil. » Et le professeur Grancher, dans son allocution à la troisième section du Congrès international de la tuberculose, termine ainsi : « Donnons du soleil à nos enfants, Messieurs, et nous préserverons ceux qui sont menacés de tuberculose. Nous guérirons beaucoup de ceux qui sont déjà touchés, et nous assurerons ainsi à la race un meilleur avenir. »

Arrivé jusqu'au seuil de notre carrière médicale, triste et angoissé en présence de cet avenir inconnu, derrière lequel des responsabilités s'éveillent, nous ne pouvons nous empêcher de jeter un coup d'œil rétrospectif, coup d'œil de regret, vers ces années d'heureuse insouciance que nous avons vécues. Nous remercions tous nos maîtres de la Faculté, qui se sont intéressés à nous. Que M. le professeur agrégé Gaussel, qui nous a fourni le sujet de notre thèse, et M. le professeur Rauzier, qui en a accepté la présidence, veuillent bien agréer l'expression de notre profonde gratitude. Enfin, nous adressons un souvenir ému à tous ceux dont nous avons pu mériter l'affection : les amis que la

fortune inclémente assemble ou disperse au hasard des re-
mous de la vie. Mais il est des heures intimes de jeunesse
tellement liées à notre être, qu'elles sont gravées au cœur
à jamais ; les oublier serait se mutiler soi-même et perdre
une partie de son individualité.

PLAN

Si nous avions voulu faire notre thèse sur un agent thérapeutique ordinaire, la digitale, par exemple, dans le
traitement des cardiopathies, il nous semble que nous au-
rions étudié d'abord la digitale en elle-même, puis son
action physiologique, l'application de son principe actif,
la digitaline, enfin l'application des principes totaux con-
tenus dans la plante. C'est exactement le plan que nous
suivrons pour ce travail. Nous commencerons cette étude
par un court historique, puis nous la diviserons en deux
parties.

Dans la première partie, nous étudierons en trois cha-
pitres successifs :

1° La lumière au point de vue physique ;

2° Son action biologique ;

3° L'application de la partie active de la lumière (spectre violet) à une forme de tuberculose : le lupus (photothérapie).

La deuxième partie sera consacrée uniquement à l'héliothérapie ou application de la lumière solaire totale aux
diverses formes de tuberculose.

Une série d'observations terminera ce modeste travail.

HISTORIQUE

Les anciens aimaient à s'exposer au soleil. C'était, semble-t-il, au début comme moyen d'endurance. En Grèce on s'exerçait à marcher le corps nu sur un sable brûlant, et les exercices physiques, si en honneur dans l'antiquité, se faisaient en pleine chaleur. L'*arénation*, pratiquée encore de nos jours en Orient, en Afrique et dans diverses contrées de l'Europe baignées par la mer, consistait à entourer une plus ou moins grande partie du corps dans du sable surchauffé au soleil.

Plus tard, les Romains, devenus plus efféminés, semblent avoir recherché le soleil par hygiène, et aussi à cause du bien-être qu'il procure ; nous savons que les maisons étaient pourvues d'un *solarium*, sorte de terrasse où on se couchait quelquefois nu, plus souvent habillé.

Son action thérapeutique dans les maladies fut pourtant entrevue. Celse ordonne aux affaiblis de se promener au soleil. Hérodote dit que le bain de soleil est nécessaire à ceux qui veulent refaire leurs muscles. Cœlius aurelianus le recommande contre les maladies de la peau et la phtiriase, le rachitisme, l'arthrite, l'anasarque, la leucorrhée et certaines affections utérines. Antyllus semble l'avoir prescrit dans le rachitisme et l'atrophie infantile, qu'il traite par le massage au soleil.

Au Moyen-Age, le soleil ne paraît guère avoir été en

honneur. L'hygiène, à cette époque, était peu considérée, et dans les habitations le soleil ne rentrait que tamisé par les vitraux de rares et étroites fenêtres.

Le père de l'héliothérapie moderne est un empirique, Rikli. Il a installé dans les montagnes, non loin de Trieste, son « institut », où il traite ses malades par la « cure de lumière ». C'est une méthode peu banale, que M. Lagrange (1) décrit ainsi : « Ce système, qui est d'une hardiesse un peu excentrique, ainsi qu'on va le voir, recherche l'effet de la radiation lumineuse de l'air, non seulement sur la rétine, mais encore sur la surface cutanée de tout le corps. Aussi la pratique fondamentale de la cure consiste-t-elle dans l'exposition du corps *absolument nu* à la lumière du jour, à toutes les intempéries de l'air. Les malades doivent passer la plus grande partie de la journée dans un état de nudité complète, et arrivent peu à peu, grâce à une accoutumance progressive, à supporter sans aucune protection ni abri, toutes les variations atmosphériques, les ardeurs du soleil, les averses de pluie, les coups de vent, etc. Il faut dire que le sanatorium de Rikli n'est ouvert qu'en mai et ferme en octobre, ce qui rend possible ces curieuses pratiques d'endurcissement. »

» Il est vrai que les malades guéris n'étaient ni des *tuberculeux*, ni des cardiaques, mais des neurasthéniques, arthritiques, malades si nombreux à notre époque, et dont la vie est empoisonnée par les souffrances les plus diverses, sans qu'aucun de leurs organes en soit lésé. »

Rikli n'employait donc pas la « cure de lumière » dans la tuberculose. De plus, il intitulait sa cure si complexe « cure de lumière », parce que les malades y jouissaient

<hr>

Lagrange. — Cure d'altitude, Revue des maladies de la nutrition, 1896.

de la lumière, mais il l'aurait aussi bien appelée « cure de vent », « cure de pluie », « cure d'endurcissement », etc., et il semble avoir fait plutôt de la physiothérapie générale que de l'héliothérapie.

La cure solaire de la tuberculose est née de la découverte de l'action bactéricide de la lumière. Un médecin danois, Finsen, eut l'idée d'utiliser cette action microbicide pour le traitement du lupus. Ses essais furent concluants ; mais Finsen vivant dans un pays où la luminosité du soleil est peu considérable, ne tarda pas à remplacer le soleil par l'arc électrique, et substitua la photothérapie à l'héliothérapie.

Quelques années plus tard, en 1899, M. le professeur Poncet, dans la thèse du docteur Millior, et le docteur Revillet, préconisent « l'héliothérapie locale dans le traitement des tuberculoses articulaires ».

En 1900, le docteur Bernhard, de Samanden (Haute-Engadine), expérimente l'héliothérapie à l'altitude, et en 1904, il relatait à la Société centrale de médecine Suisse, à Olten, les résultats obtenus par sa méthode, dans une communication intitulée : « Therapeutische Verwendung des sonnenlichts in der chirurgie ».

En 1903, le docteur Rollier installait à Leysin la première clinique destinée au traitement systématique de la tuberculose chirurgicale par la cure d'altitude et l'héliothérapie. Mais, à cette époque déjà, sous le climat méditerranéen, MM. les docteurs Malgat et Caillaud employaient avec succès la cure solaire.

En 1908, M. le professeur Hallopeau faisait à l'Académie de médecine un rapport sur l'héliothérapie. Depuis, comme le dit le docteur Malgat, « la cure solaire n'est plus la pauvresse honteuse qu'on introduisait par l'escalier de service, elle est entrée par la grande porte d'honneur ».

PREMIÈRE PARTIE

LA LUMIÈRE

CHAPITRE PREMIER

A. — ÉTUDE PHYSIQUE DE LA LUMIÈRE

Avant de commencer une thèse sur les effets thérapeutiques de la lumière, nous pensons nécessaire d'esquisser à grands traits les idées théoriques sur ce sujet. Il ne s'agit pas ici d'une revue générale de l'optique
physique. Aussi avons-nous pensé qu'un exposé purement
mathématique n'était pas de mise. Nous nous contente-
rons donc d'exposer très brièvement quelles sont les théories adoptées, comment et pourquoi elles se sont imposées,
et enfin quelle en est la valeur.

I. GENÈSE DE LA THÉORIE DES ONDULATIONS

La première question que devait se poser le philosophe
ou le savant, était la suivante : comment se fait la pro-
pagation de la lumière depuis une source quelconque, soleil ou lampe, jusqu'à l'objet frappé, écran ou rétine. Au

XVII° siècle, Newton et Descartes, en même temps, chacun de façon différente, en essayèrent l'interprétation. De ce moment datent les deux grandes conceptions scientifiques : émission et ondulations.

Newton considéra la source lumineuse comme origine de particules matérielles spéciales, se propageant en ligne droite, qui, en frappant les objets, leur communiquaient la propriété d'être éclairés.

Descartes compara la lumière au son et conclut à leur identité. Il fut ainsi conduit à imaginer d'abord un milieu qui jouerait pour les phénomènes lumineux le même rôle que l'air pour les phénomènes sonores (l'éther), puis une succession de mouvements éthériens, semblables à ceux du milieu aérien : les vibrations.

Huyghens développa les idées de Descartes, mais ne put rien contre l'autorité de Newton. Cet honneur était réservé à Fresnel. Newton expliquait la différence des couleurs du spectre par des différences entre la vitesse des particules lumineuses. Fresnel montra que cette interprétation était erronée. Avec Laplace disparut le dernier Newtonien, et personne aujourd'hui n'admet que la lumière soit un bombardement des objets par une matière spéciale se propageant en ligne droite.

II. L'ÉTHER

L'éther est en quelque sorte le pilier spécial sur lequel repose la théorie des ondulations. Il possède des propriétés spéciales :

1° L'éther est une substance partout répandue. Il circule entre les molécules des corps, dans le vide interplanétaire et dans le vide expérimental ; il est une matière superposée à la matière sensible.

2° Mais cette dernière agit sur l'éther, car les phénomènes lumineux varient dans chaque corps : l'eau et le dia-
mant ont attiré entre leurs molécules des quantités différentes d'éther, puisqu'ils ont des indices de réfraction
différents.

3° La vitesse de la lumière étant énorme et par analogie
avec le son, on conclut enfin :

L'élasticité de l'éther est très élevée ;

Sa densité est très faible.

Ainsi, l'éther, substance hypothétique, possède des propriétés déterminées, mais nécessaires pour interpréter
l'observation. Tout se passe comme s'il existait, sans
doute, mais cette conception a déjà varié depuis Fresnel.
Maxwell a relié l'optique, l'électricité, le magnétisme ;
les notions de « mouvements » et « courants » se combinent et compliquent la théorie.

III. Les Ondulations

La lumière est donc un mouvement de particules d'é-
ther. Quelle est la forme de ce mouvement ?

1° Autour d'un centre d'ébranlement, l'éther vibre également dans toutes les directions (en s'en tenant aux corps
isotropes) ; à égales distances de ce centre, supposé ré-
duit à un point, les particules d'éther occupent des situations analogues et constituent des sphères parallèles, ou
surface d'onde. Un rayon de cette sphère constitue un
rayon lumineux. Considérons-en un.

2° Les particules d'éther se déplacent perpendiculaire-
ment à ce rayon. Pour accomplir leur course complète de
part et d'autre du rayon, il leur faut un certain temps.
Donc, elles ne sont pas toutes en des situations identi-

ques au même instant, car l'une achève son parcours, tandis qu'une autre, plus éloignée, le commence. On appelle longueur d'onde la distance séparant sur le rayon lumineux deux particules vibrant de façon identique, comparable. Il résulte de cette longueur d'onde que le rayon lumineux est identique à lui-même seulement par intervalles réguliers : la lumière est un phénomène périodique.

3° Les points successifs constituent par leurs situations différentes la courbe caractéristique de tout phénomène périodique : une sinusoïde.

IV. Quelques phénomènes fondamentaux

La théorie des ondulations permet d'expliquer tous les phénomènes lumineux.

D'abord, l'intensité : elle dépend du trajet plus ou moins grand accompli par les particules d'éther de part et d'autre du rayon, « de l'amplitude ».

Les différences de couleur tiennent aux différences de longueur d'onde, c'est-à-dire de l'intervalle qui sépare deux particules d'éther semblables sur le rayon, ce qui tient à la « durée de la période ».

De même que le son doit être compris entre certaines limites pour être perçu par l'oreille, les radiations comprises entre deux longueurs d'onde bien définies impressionnent seules la rétine : ainsi l'ultra-violet, qui a une longueur d'onde de moins de 392 millièmes de micron, et l'intra-rouge, dont la longueur d'onde est supérieure à 698 millièmes de micron, ne sont pas perçus. Pour saisir ces radiations, tout le monde sait que la photographie et le thermomètre ont dû compléter nos sens.

Dans la lumière blanche, toutes ces radiations sont su-
perposées : elle est la lumière totale. Ajoutons cependant que la décomposition par le prisme n'est pas l'uni-
que façon de modifier un rayon lumineux. Chaque radiation peut être polarisée, si l'on assujettit les particules
d'éther à vibrer, non plus dans un sens quelconque, mais
suivant un plan déterminé.

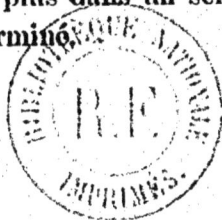

CHAPITRE II

B. — ÉTUDE BIOLOGIQUE DE LA LUMIÈRE

I. LA LUMIÈRE SOLAIRE A TRAVERS L'ESPACE

Avant d'atteindre un écran quelconque, à la surface du sol, les rayons solaires ont dû traverser :

Les espaces interplanétaires ;

L'atmosphère terrestre.

Examinons rapidement les faits importants de ce double passage.

Dans les espaces interplanétaires. — 1° La lumière s'y polariserait. La coloration bleue d'un ciel pur ne serait donc pas seulement due à l'épaisseur de la couche d'air. Quoi qu'il en soit, cette polarisation ne saurait avoir d'importance, car elle cesse au travers de l'atmosphère terrestre.

2° Mais à la limite, dans les premières couches gazeuses d'oxygène et d'azote, les radiations solaires très rapides seraient réfractées fortement, et notre planète échapperait à la majeure partie des radiations ultra-violettes.

Dans l'atmosphère terrestre. — Trois facteurs sont ici à considérer, qui ont leur importance au point de vue pratique du traitement : ce sont l'épaisseur de la couche atmosphérique, l'état de pureté de l'air, l'absence ou la présence d'humidité.

1° Rosselet a prouvé par des expériences faites à Leysin et à Lausanne, que l'intensité des radiations de courtes longueurs d'onde est manifestement plus forte à l'altitude qu'à la plaine.

2° Les poussières contenues dans l'atmosphère absorbent énergiquement les radiations lumineuses et calorifiques.

3° Mais le rôle le plus important est celui de l'humidité. A part les nuages qui ne laissent passer qu'une lumière diffuse, il faut considérer l'état hygrométrique comme agissant de deux façons. D'abord l'action chimique des rayons solaires peut être modifiée par la masse de vapeur d'eau qu'ils ont à traverser ; ils perdraient ainsi au moins la moitié de leur puissance. Ensuite, l'action calorifique : nul n'ignore la régularité de température des pays littoraux, la vapeur d'eau atmosphérique jouant le rôle d'un régulateur.

Si donc l'on veut obtenir le maximum d'effet utile des rayons solaires, il faut choisir un climat pur et sec ; et si l'on recherche un maximum d'intensité lumineuse, il faut recourir à l'altitude.

II. La lumière a travers les tissus animaux

Le point qui domine toute cette étude est de savoir si les radiations lumineuses peuvent pénétrer à l'intérieur de l'organisme. Les savants, il faut le reconnaître, sont très divisés sur la question. Nous nous bornerons donc à résumer les diverses expériences à notre connaissance, faites sur ce sujet.

1° *Expérience de Lebon sur la lumière noire.* — Voici plusieurs années, parut dans la *Revue des idées*, le compte-rendu des travaux d'un philosophe hardi, doublé d'un savant original : Lebon venait de découvrir qu'une plaque de fer se laissait traverser par certains rayons chimiques, capables d'impressionner une plaque photographique. L'expérience n'a rien de biologique, mais il faut la rapporter, car elle montre la difficulté de se faire une opinion dans la question qui nous occupe. En effet, les frères Lumière, chimistes éminents, n'avaient jamais observé le fait dans leurs usines bien connues, protégées du jour par des contrevents métalliques.

2° *Expériences de Finsen.* — Finsen a démontré que les tissus vivants se laissent traverser par les radiations chimiques, mais que ces mêmes radiations sont absorbées par le sang. Son expérience est la suivante : « Si on place sur le pavillon de l'oreille d'un sujet un fragment de papier photographique albuminé (papier aristo), et si l'on fait tomber le cône de lumière bleue-violette de l'appareil sur l'autre face de l'oreille, on constate au bout de *cinq minutes* l'absence de toute réaction sur le papier sensible. Mais lorsque au moyen de deux plaques de verre, on comprime le pavillon de l'oreille jusqu'à ce qu'il devienne exsangue, on s'aperçoit qu'au bout de *vingt secondes* le papier photographique est devenu noir. Il s'ensuit que le sang empêche d'une façon manifeste la pénétration des rayons chimiques à travers les tissus de l'organisme. » Pour empêcher cette absorption, Finsen employa des appareils compresseurs, dans la méthode qui porte son nom.

3° *Expérience de Malgat.* — Malgat a très nettement observé une impression de plaques photographiques chez un sujet dont le dos était exposé au soleil, l'objectif étant appliqué contre le sternum. Donc, cette expérience prouverait qu'au moins une certaine partie des rayons chimiques est susceptible de traverser le corps.

4° *Effets des radiations du radium.* — Quoi qu'on pense des expériences précédentes, il est impossible aujourd'hui d'admettre les tissus absolument imperméables aux radiations. On sait que les radiations du radium traversent les tissus. Or, les radiations lumineuses sont comparables à celles du radium. De plus, nous connaissons depuis Maxwell le rapport qui relie lumière, électricité, magnétisme, et l'on comprend qu'il ne soit question que de plus ou de moins dans une échelle où les différences ne sont que de degrés, non de nature.

III. Propriétés biologiques des diverses radiations

1° *Extrémité rouge.* — Au point de vue physique, l'extrémité rouge et infra-rouge du spectre est calorifique. Au point de vue biologique, elle paraît complexe. On peut dire d'une façon générale que les rayons rouges sont excitateurs du système nerveux.

Par leur action, toutes les fonctions de l'organisme sont influencées.

Ils activent la fonction nutritive, et cet effet est particulièrement sensible chez les débilités tels que les tuberculeux. L'appétit revient, le sommeil est meilleur, plus de sueurs nocturnes, le poids augmente.

La sueur est abondante pendant l'insolation et après l'insolation il s'établit une diurèse très notable, qui favorise l'élimination des toxines.

Il n'y a pas d'élévation sensible de la température interne, mais, par contre, on constate toujours de la tachycardie. A cause de cette action sur le cœur, il y aurait danger de syncope à faire de l'insolation directe sur la face antérieure du thorax.

Il se produit une vaso-dilatation des vaisseaux profonds et superficiels, vaso-dilatation plus marquée et plus persistante au niveau des lésions tuberculeuses (Malgat).

Enfin, le nombre des globules blancs et des phagocytes est augmenté.

2° *Extrémité violette.* — Les rayons violets et ultra-violets (r. chimiques ou actiniques) ont une action chimique et une action biologique.

Au point de vue chimique, nous n'insisterons pas. Rappelons seulement qu'en leur présence, le chlore et l'hydrogène se combinent pour former de l'acide chlorhydrique; que les sels d'argent, d'or, de platine sont décomposés et abandonnent une partie de leur métal.

Au point de vue biologique, une action importante est la production de la pigmentation cutanée.

Mais, ce qui est ici capital, c'est leur action bactéricide. Cette action, signalée la première fois par Downes et Blunt, a été vérifiée par nombre d'expérimentateurs, et est partout admise aujourd'hui. On admet les faits suivants :

1° L'action antiseptique de la lumière est due uniquement à l'extrémité violette et ultra-violette.

2° La lumière a un pouvoir bactéricide s'étendant à tous les microbes.

3° Les microbes résistent plus ou moins longtemps à la lumière suivant le milieu dans lequel ils se trouvent et suivant leur forme, les spores étant plus résistants.

4° Il n'y a pas de différence qualitative entre la lumière solaire et la lumière électrique (Geissler).

5° Enfin, le microbe est influencé, non seulement par action directe de la lumière, mais encore par les changements que celle-ci provoque dans les milieux nutritifs.

En ce qui concerne le bacille de la tuberculose, Robert Koch, dans une communication, en 1898, au Congrès international de Berlin, déclare que ce bacille peut être tué par une exposition aux rayons solaires directs, au bout de quelques minutes à quelques heures, selon l'épaisseur de la couche exposée. La lumière diffuse aurait aussi une certaine influence sur ce bacille.

Strauss, dans son livre *La Tuberculose et son bacille,* dit : « J'ai pu m'assurer que des cultures très abondantes du bacille humain et du bacille aviaire développées à la surface de ballons de bouillon glycériné, étaient tuées après avoir été exposées sur un balcon pendant deux heures aux rayons du soleil d'été. A côté de ces ballons, j'avais exposé au soleil des cultures préalablement desséchées, en couche mince, sur des lamelles de verre ; déjà, au bout d'une demi-heure, elles avaient perdu leur végétabilité et leur virulence. »

Pour être complet au sujet des rayons de l'extrémité violette, nous ajouterons, quoique ceci intéresse moins pour notre sujet, que les rayons bleus sont calmants et anesthésiants. On connaît leur emploi dans le traitement de la *manie,* et certaines opérations auraient pu être faites sans douleur sous leur action.

CHAPITRE III

LA PHOTOTHÉRAPIE

Il est une règle de thérapeutique qui consiste à faire autant qu'on le peut de la thérapeutique pathogénique, c'est-à-dire à attaquer la cause du mal : le microbe. Finsen connaissait, d'une part, l'action bactéricide de la lumière, de l'autre l'origine microbienne du lupus. Il fit l'expérience rapportée plus haut et découvrit ainsi qu'une fois le sang chassé des tissus, ces derniers devenaient perméables aux rayons chimiques. Dès lors, il ne lui restait plus qu'à construire son appareil et à donner sa méthode : la photothérapie était créée.

I. PHOTOTHÉRAPIE. — APPAREILS DE FINSEN

Finsen considéra aux radiations chimiques une action défavorable et une action favorable ; de là sa division en photothérapie négative et photothérapie positive.

Nous ne nous étendrons pas sur la photothérapie *négative*. Elle est basée sur ce fait que les rayons chimiques exercent une action néfaste sur l'épiderme, déjà frappé dans sa vitalité et en état de moindre résistance, comme dans la variole. Elle consiste donc à exclure les radiations chimiques des salles de varioleux, en filtrant la lumière à travers une matière rouge par exemple. D'après Feilhag, Strandgaard, Benckest, la maladie évoluerait ainsi sans suppuration et par conséquent sans cicatrices.

La photothérapie *positive*, la seule qui nous intéresse, parce que appliquée au lupus, consiste dans la concentration des rayons chimiques sur un point du revêtement cutané. Finsen employa d'abord la lumière solaire, puis la lumière électrique : de là deux sortes d'appareils.

L'appareil de Finsen pour la lumière solaire est composé d'une lentille plan convexe creuse, destinée à concentrer les radiations sur la région lupique. Pour éviter toute brûlure, cette lentille est remplie d'une solution ammoniacale de sulfate de cuivre, dont la couleur absorbe les radiations calorifiques. Ajoutons que l'appareil est muni d'un compresseur pour faire de l'ischémie locale.

L'appareil à lumière électrique est composé d'une façon assez complexe. Nous ne décrirons pas cet appareil, ni ceux plus perfectionnés auxquels il a donné naissance (app. Lortet et Genoud ; app. de Schall ; app. de Foveau et Trouvé ; app. Marie (de Toulouse) ; app. de Bang ; app. de Broca-Chatin, etc.). La source lumineuse est un arc voltaïque à courant continu, très puissant, de 60 à 80 ampères. Les rayons lumineux électriques étant divergents au lieu d'être parallèles, comme les rayons solaires, il y a deux séries de lentilles. La première série a pour but de rendre parallèles les rayons divergents ; la deuxième de faire converger sur un point lupique les rayons parallèles. Ici, comme dans l'appareil à lumière solaire, les radiations calorifiques sont arrêtées par une solution de sulfate de cuivre ammoniacal. L'appareil compresseur est formé d'un anneau métallique enchâssant deux disques de cristal de roche. Un courant d'eau froide circule constamment dans cet anneau, d'où le double avantage d'ischémier par compression et de rafraîchir les tissus.

II. Méthode de Finsen ou traitement photothérapique

La méthode de Finsen, telle qu'on l'entend aujourd'hui, consiste dans l'emploi exclusif de la lumière artificielle (appareils Finsen, Lortet-Genoud, etc.). Examinons en quoi consiste l'application de cette méthode au lupus tuberculeux.

1° *Indications et contre-indications.* — On peut dire d'une façon générale que tout lupus est heureusement influencé par la photothérapie. En ce sens, il n'y a à proprement parler que des indications et pas de contre-indications véritables. Cependant, si l'on considère que le traitement photothérapique doit être continué six mois au minimum pour obtenir un résultat, on pourra admettre des contre-indications, au moins relatives. Il y a des lupus, par exemple, qui peuvent être facilement enlevés au bistouri, les bords réunis par première intention, et ne laisser qu'une cicatrice insignifiante. Il est évident que dans ces cas l'ablation constituera un mode de traitement plus simple et plus rapide que la photothérapie.

2° *Soins préopératoires.* — Trois précautions doivent être prises avant de soumettre un lupique à la photothérapie :

Enlever à la curette les bourgeons fongueux de certaines formes hypertrophiques ;

Débarrasser les lupus croûteux de leurs croûtes, soit par des lavages au savon noir (Leredde), soit par des frictions à l'essence de girofle (Lortet-Genoud) ;

Enfin, aseptiser au préalable, autant que possible, les lupus secondairement infectés.

3° *Manuel opératoire.* — Il serait trop long de décrire le manuel opératoire propre à chaque appareil. D'une façon générale, nous dirons qu'un lupeux soumis à la photothérapie doit être traité dans des séances quotidiennes, chaque séance durant plus ou moins suivant les appareils : deux heures avec l'appareil de Finsen. On procède en allant de la périphérie au centre, puis en revenant vers les lupomes isolés en dehors de la lésion.

Il importe, si l'on veut avoir un bon résultat, d'opérer une bonne compression, en se rappelant, d'après l'expérience de Finsen, que les rayons chimiques pénètrent d'autant mieux que la région est plus ischémiée.

Il faut savoir que le traitement photothérapique est long et dure de six mois à un an et plus.

Après chaque séance, on applique un pansement aseptique jusqu'à la séance suivante.

4° *Résultats obtenus.* — Après une séance de photothérapie, il se produit souvent une inflammation de la plaie lupique avec léger œdème et suintement plus ou moins abondant. Ces phénomènes n'ont aucune importance et disparaissent au bout de quelques jours.

Il est plus intéressant d'étudier l'évolution d'un lupus en voie de guérison. Nous résumerons les recherches de MM. Leredde et Pautrier, citées par MM. Chatin et Carles.

L'étude a été faite sur un point traité à plusieurs reprises, en repos depuis quinze jours et en bonne voie de cicatrisation.

L'épiderme est formé par douze à quinze rangées de

cellules de Malpighi, régulièrement disposées. La couche granuleuse est très épaisse. Le corps muqueux de Malpighi est régulier, avec des espaces cellulaires agrandis et quelques cellules en voie de karyokinèse. Au niveau de la couche basale, on voit des cellules minces, bourrées de pigments.

Dans le *derme*, on constate « une transformation scléreuse générale, formée de faisceaux délicats au travers desquels courent des vaisseaux dilatés, volumineux, à parois minces, plus ou moins nombreux suivant que la sclérose est plus ou moins avancée. Un grand nombre de Matzellen. En quelques points moins avancés, subsistent quelques nodules, caractérisés par la présence de noyaux arrondis, ayant les caractères des lymphocytes. D'autres sont formés par des plasmatzellen volumineux et typiques ».

En somme, le résultat du traitement photothérapique est une transformation lente de la lésion en tissu de sclérose, homogène et souple. La régularité et l'épaisseur des couches épidermiques expliquent peut-être la régularité des cicatrices. Quoi qu'il en soit, l'épiderme n'est pas atrophié, le derme l'est très peu. Ce sont là d'excellentes conditions de cicatrisation, puisque l'on obtient une transformation scléreuse, complète dans la profondeur, régulière à la superficie.

5° *Avantages de la photothérapie.* — Entre autres avantages, la photothérapie a celui d'amener la guérison du lupus par transformation scléreuse. Or, c'est là une forme de guérison parfaite, puisque la sclérose constitue le mode d'évolution naturelle du lupus.

Comparée aux autres traitements du lupus : méthode caustique, curettages, scarification, galvano-cautérisations, etc., la photothérapie a l'immense avantage d'être à peu près indolore pour les malades. De plus, les rayons chimiques pénétrant dans l'intérieur des tissus, atteignent les lupomes profonds et les traînées lymphangitiques qui errent sous un couvercle de peau saine.

Enfin, les cicatrices obtenues sont souples et très régulières, ce qui, on le conçoit, est capital pour les lupus de la face.

6° *Mode d'action de la lumière.* — Il paraît logique d'admettre que la lumière agit par son action bactéricide. Les rayons chimiques pénétrant dans l'intérieur des tissus infectés, les aseptisent en quelque sorte, et une fois le microbe détruit, la plaie lupique devient une plaie ordinaire, évoluant naturellement vers le processus de guérison.

Le docteur Mally, de Clermont-Ferrand, a proposé, au Congrès international de la tuberculose de 1905, une autre explication. Sans nier l'action bactéricide de la lumière, admise par tout le monde, il constate que parmi les méthodes anciennes qui permettent la guérison du lupus, ce sont précisément les procédés dont le pouvoir antiseptique est nul ou douteux, qui ont donné les meilleurs résultats. Exemples : les scarifications linéaires, la galvanopuncture, l'électrolyse. Au contraire, les procédés qui présentent à l'égard de l'asepsie locale le plus de garanties, c'est-à-dire l'ablation chirurgicale suivie de grattages et de cautérisations chimiques, présentent un nombre de récidives assez élevé. Il conclut qu'à côté de l'action bactéricide, la lumière agit en irritant les tissus. C'est l'irritation ainsi produite, irritation répétée quotidiennement, qui serait le point de départ de la sclérose curatrice. La photothérapie est donc une méthode sclérogène, en même temps qu'une méthode antiseptique.

7° *Statistiques.* — Statistique de Finsen, présentée au Congrès de Paris, 1900 (appareil original de Finsen) :

Lupus traités : 553.

Malades encore en traitement : 130.

Morts de tuberculose pulmonaire : 19.

Malades ayant interrompu le traitement : 42.

Guérisons : 362.

Statistique de Finsen au septième Congrès de l'Association dermatologique allemande, 1902 :

Lupus traités : 640.

Malades encore en traitement : 117, dont 42 bien améliorés.

Guérisons : 456, dont 130 n'avaient pas présenté de récidive pendant un temps variant de un à cinq ans.

Statistique de Leredde et Pautrier (Société de thérapeutique, séance du 8 janvier 1902 ; appareil Finsen, et surtout Lortet-Genoud) :

30 guérisons sur 43 malades observés.

Statistique de M. le professeur Gaucher et M. Gastou, présentée au Congrès international de la tuberculose de 1905 :

Par la méthode de Finsen, la photothérapie guérit les deux tiers des malades atteints de lupus tuberculeux ; avec les appareils Lortet-Genoud ou Broca-Chatin, d'action analogue, on a obtenu la moitié de guérisons. En ce qui concerne le lupus érythémateux, la méthode de Finsen guérit un malade sur trois. Les lampes Lortet-Genoud et Broca-Chatin, un sur cinq.

III. Autres applications de la photothérapie

Avant de terminer ce chapitre sur la photothérapie, nous devons mentionner l'application qui en a été faite dans le traitement d'autres dermatoses non tuberculeuses : nœvi, folliculites chroniques non parasitaires, pélade, cancroïdes, ulcus rodens, etc. Se rapportent davantage à notre sujet, les essais qu'a faits le docteur P. Bellemanière sur l'adénite tuberculeuse. Sous l'influence du traitement, l'adénite rétrocède. Nous n'insisterons pas sur ce mode de traitement des ganglions tuberculeux. La photothérapie peut être ici remplacée par l'héliothérapie, plus simple, plus facile, ne nécessitant pas d'appareils spéciaux et que nous allons étudier dans la seconde partie de ce travail.

DEUXIÈME PARTIE

L'HÉLIOTHÉRAPIE

CHAPITRE PREMIER

LE TRAITEMENT HÉLIOTHÉRAPIQUE — CONDITIONS INDISPENSABLES — CONDITIONS ADJUVANTES — INDICATIONS ET CONTRE-INDICATIONS

L'héliothérapie consiste dans l'emploi *exclusif* de la lumière *solaire, totale,* sans *concentration* de ses rayons. Il y a deux façons d'appliquer l'héliothérapie à la tuberculose.

La première, uniquement employée dans les tuberculoses locales, consiste à n'insoler que la partie lésée. Si un appareil plâtré est nécessaire, on ménage une fenêtre, qui permet le traitement.

La seconde est plus fréquemment employée et s'applique à tous les cas de tuberculose : c'est l'exposition de la plus grande partie du corps nu, ou mieux de tout le corps nu, aux rayons directs du soleil. Les séances, au début, doivent être très courtes, car il faut éviter chez les malades à peau délicate la production d'un érythème solaire trop intense, qui peut être suivi d'une dermite bulbeuse, laissant après elle des traces de vitiligo. Ce n'est que par un entraînement strictement individuel et progressif, que l'on arrive à plusieurs heures d'insolation dans la même journée. Au bout d'un certain nombre de séances, la pigmentation cutanée apparaît, et, de ce moment, dans les *tuberculoses locales*, le traitement peut être continué pour ainsi dire, indéfiniment, sans véritable danger.

Des réserves doivent être faites quand il s'agit de tuberculose pulmonaire, en raison du siège de la lésion. L'héliothérapie produit la congestion. Or, cette congestion, excellente et curatrice dans les tuberculoses locales, sans dangers quand peu marquée, dans les tuberculoses pulmonaires, doit être rigoureusement surveillée, à cause de la possibilité d'une hémoptysie. Il ne faut pas hésiter à interrompre toute exposition au soleil tant qu'on constate à l'auscultation des signes manifestes de congestion du poumon.

Quand on a affaire à une tuberculose laryngée, on peut recourir à la méthode de Sorgo, qui paraît avoir donné de bons résultats. Elle consiste à insoler directement le larynx au moyen d'un miroir qui réfléchit les rayons.

Un moyen de faire de la cure solaire atténuée, est celui indiqué par Malgat de Nice. Malgat, par une série d'expériences, a constaté que les étoffes qui se laissent le plus facilement traverser par les rayons chimiques sont les étoffes blanches, excepté la soie qui les réfléchit presque tous. Il prescrit donc, en dehors des séances d'insolation, le port d'habits blancs. Sans nous arrêter à l'état de propreté qu'exige le costume blanc, ce qui a son importance au point de vue hygiénique, disons que le port de ce costume a l'avantage de permettre, dans une certaine mesure, l'insolation constante. De plus, c'est un moyen pratique et bon marché de désinfection superficielle et profonde pour tout ce qui touche au malade et pour tout ce qui vient de lui.

Conditions indispensables. — La condition vraiment indispensable à la cure solaire est la luminosité. Nous avons vu dans la première partie de ce travail que les poussières et surtout l'état hygrométrique de l'atmosphère diminuent la luminosité. Nous verrons plus loin qu'à l'altitude et au bord de la mer, la luminosité solaire directe peut être accrue par réflexion de ses rayons. Pratiquement, une luminosité est efficace pour faire de l'héliothérapie quand elle permet d'avoir une bonne photographie sur plaques extra-rapides en 1/6 de seconde de pose au moins (Malgat). Au-dessous, elle est trop faible.

A part la luminosité, on a constaté que pour obtenir un bon résultat, les séances doivent être aussi régulières que possible. Cela tient probablement à ce que le bacille de Koch, atténué par des séances précédentes, a le temps de reconquérir sa virulence si les interruptions sont trop nombreuses ou trop longues. Nous pouvons donc considérer comme seconde condition indispensable une uniformité relative du climat qui donnera le maximum de garantie pour une bonne régularité de cure.

Conditions adjuvantes. — Nous placerons parmi ces conditions adjuvantes, le traitement actuel de toute tuberculose. Il n'est pas inutile, dans la lutte contre une pareille maladie, d'avoir un excès de forces et si l'héliothérapie à elle seule compte des guérisons, si le traitement actuel de la tuberculose en compte d'autres, il est certain qu'associés ces deux traitements n'en compteront pas moins. Voilà pourquoi un tuberculeux soumis à l'héliothérapie doit en plus faire le traitement de la tuberculose tel que l'indique M. le professeur agrégé Gaussel dans son livre sur le *traitement de la tuberculose pulmonaire* : hygiène spéciale, cure alimentaire, cure de repos, cure d'air et aussi cure médicamenteuse.

Sous quel climat le tuberculeux doit-il faire l'héliothérapie ? Nous savons que le même climat ne convient pas à tous les tuberculeux. D'un autre côté, la cure solaire exigeant que le malade reste au dehors, celui-ci subit de ce fait le climat dans toute sa rigueur. On conçoit dès lors combien il est important de bien choisir le climat de cure.

A un autre titre, la climatologie est intéressante. Sans nous arrêter à la luminosité qui, comme nous l'avons dit plus haut, varie avec chaque climat, il est à remarquer que jusqu'ici la cure solaire n'a guère été faite qu'à l'altitude et sur le bord de la mer et que, par conséquent, les guérisons obtenues ne l'ont pas été par l'héliothérapie pure. Il y a eu d'une part association de cure solaire et de cure d'altitude ; de l'autre, association de cure solaire et de cure marine. Ce qui a permis d'affirmer l'influence heureuse de l'héliothérapie, c'est la rapidité et le nombre plus considérable des guérisons ; mais nous ignorons quelle est la part exacte qui revient à chacun de ces divers agents physiques. Il nous est impossible pour l'instant de séparer l'héliothérapie des climats d'altitude et des climats marins. Nous allons donc esquisser à grands traits les principaux caractères de ces climats ainsi que leurs indications et contre-indications. Nous empruntons à Lalesque les principales idées de ce rapide parallèle.

Ce qui caractérise le *climat marin* c'est son uniformité (Lesieur), c'est l'égalité de la température quotidienne, mensuelle, annuelle (A. Martinet). L'état hygrométrique y est élevé et nous avons vu dans la première partie que dans les pays littoraux, l'égalité de température était liée

à la vapeur d'eau atmosphérique qui joue le rôle d'un
régulateur. Les pluies y sont abondantes, mais durent peu.
L'air y est pur à cause des vents du large, de sa richesse
en oxygène et en ozone et parce que aseptisé par la lumière. Celle-ci y est considérable : « aux rayons directs
du soleil, en effet, s'ajoutent ceux qui sont réfléchis par la
surface du sable blanchâtre et par celle de la mer » (De la
Harpe). L'atmosphère de certaines plages (baie de la
Gironde, par exemple) présente des teintes violettes très
nettes et très fréquentes, ce qui semble prouver que les
rayons chimiques y ont une importance toute particulière
(Lalesque, Congrès international de la tuberculose, 1905).
Nous n'insistons pas sur les substances minérales contenues accidentellement dans l'air marin ; les effets de la
cure marine étant dûs plutôt aux agents physiques qu'aux
agents chimiques (Lalesque). Au point de vue de ses effets
généraux, le climat marin est tonique, antiseptique et plus
ou moins excitant suivant qu'on est plus ou moins près
du bord de la mer. Certaines conditions telluriques (colli-
nes, forêts) peuvent, en faisant écran, atténuer en partie
le climat marin et le rendre très propice aux tuberculeux.

« Comme le climat de montagne, le climat marin est
contraire aux nerveux qu'il excite, aux congestifs chez qui
il provoque des hémoptysies, aux éréthiques, aux fébrici-
tants. Mais il n'a pas les mêmes contre-indications pour
les cardiopathies, l'emphysème pulmonaire, l'artéro-sclé-
rose et, à ce titre, convient mieux aux sujets ayant dépas-
sé la quarantaine (Gaussel).

Le *climat d'altitude* est caractérisé par la pureté chimique et bactériologique de l'air et l'intensité de sa lumière
due à la sécheresse du climat, à l'épaisseur moindre de la
couche atmosphérique (V. première partie) et à la réflexion
de ses rayons par la neige. Peu ou pas de poussières, à

cause de cette même neige qui recouvre le sol. La température y est assez constante (Gaussel) ; comparée à la
plaine elle y est plus fraîche en été. En hiver, il y fait plus
chaud au soleil, mais plus froid à l'ombre. Les vents y sont
fréquents et d'une violence extrême ; mais « le remède
est facile, on le trouve sur place : une haute muraille de
rochers, une forêt épaisse, la montagne elle-même conve-
nablement orientée, arrêtent les tempêtes les plus violen-
tes, les détournent de leur direction, laissent sur le ver-
sant opposé l'atmosphère dans un état de calme absolu. »
(Lauth).

Au point de vue de ses effets généraux : la respiration
est accrue, plus ample, à cause du défaut d'oxygène résul-
tant de la raréfaction de l'air. La circulation est activée.
Les échanges organiques s'exagèrent, l'appétit augmente.
Sur le système nerveux, le climat d'altitude joue le rôle
d'excitant : « climat sinapisme », de Daremberg.

« Les congestifs, les tuberculeux hémoptoïques doivent
fuir les hautes altitudes ; de même les tuberculeux qui ont
au repos de la fièvre par lésion ulcéreuse en évolution, ou
mieux par tuberculose aiguë. Les nerveux, les éréthiques
supportent mal l'action excitante de l'altitude... La raréfaction de l'air et son retentissement sur la circulation
pulmonaire en interdisent le séjour aux cardiaques, aux
emphysémateux, aux artério-scléreux, ce qui permet de
dire d'une façon générale que « la montagne n'est guère
indiquée dans la seconde moitié de la vie ». (Gaussel).

A côté des climats marins et d'altitude, tous deux exci-
tants, il existe un climat sédatif qui convient particulièrement aux tuberculeux éréthiques et hyperexcitables. Nous
n'insistons pas sur ce climat qui se définit lui-même et qui
figure dans le tableau synoptique suivant, emprunté au

livre de M. le professeur agrégé Gaussel sur le *traitement de la tuberculose pulmonaire* :

A. Tuberculeux pour qui la cure climatique est contre-indiquée
- Tuberculoses aiguës.
- Tuberculoses caséeuses.
- Phtisie avec cachexie.

B. Tuberculeux qu'il faut envoyer à la montagne.
- Tuberculose pulmonaire à forme anémique, tuberculeux jeunes sans hemoptysie ni fièvre, sans complication d'emphysème ou de cardiopathie d'une façon générale, recommander une cure de montagne en été.

C. Tuberculeux qu'il faut envoyer au bord de la mer
- Littoral de la Manche — Prétuberculeux, lymphatiques, scrofuleux.
- Littoral de l'Atlantique (Arcachon) — Tuberculeux fébriles, congestifs, hyperexcitables, éréthiques.
- Littoral de la Méditerranée (dans l'été)
  - Près de la côte — Toutes les formes de la tuberculose pulmonaire chronique à évolution lente. Tuberculose des gens âgés, des enfants sans nervosisme ni éréthisme.
  - à distance de la côte — Les mêmes avec légère tendance à la fièvre, aux hémoptysies, à l'insomnie.

D. Tuberculeux qu'il faut envoyer aux stations climatériques sédatives.
- Pau, Cambo, Amélie, Arcachon, etc. — Tuberculose pulmonaire éréthique, fébrile, hémoptoïque, hyperexcitable.

Contre-indications. — Les véritables indications et contre-indications de l'héliothérapie sont encore peu connues. Disons que toutes les tuberculoses locales semblent bénéficier largement de la cure solaire. Les tuberculoses pulmonaires aiguës à marche bruyante ne sont nullement améliorées par ce mode de traitement. On doit regarder

comme véritable contre-indication une fièvre élevée, un
état trop marqué de congestion du poumon. Les sujets
prédisposés aux hémoptysies ne doivent pas s'exposer aux
rayons solaires. Enfin, il semble prudent de s'en abstenir
pendant la grossesse et la menstruation.

CHAPITRE II

PHYSIOLOGIE DE LA CURE — THÉORIES POUVANT EXPLIQUER
LA GUÉRISON — EVOLUTION CLINIQUE D'UN TUBERCULEUX
SOUMIS A L'HÉLIOTHÉRAPIE.

Nous avons vu dans la première partie, en étudiant l'action sur l'organisme des radiations des extrémités rouge
et violette, quels étaient les phénomènes qui accompagnent
l'exposition du corps nu au soleil. Rappelons que la lumière
augmente le nombre des respirations ; ce qui favorise
l'hématose par apport plus grand d'oxygène. Le cœur est
accéléré et le sang contient plus de leucocytes et de globules blancs. La pression est abaissée. Pas d'élévation de
la température interne. Toutes les sécrétions sont aug-
mentées et il se produit une congestion intense et persistante de la partie insolée et des régions profondes envahies
par le bacille de Koch.

Un autre phénomène que nous n'avons fait que mentionner jusqu'ici et qui a une assez grande importance
dans la cure solaire est la pigmentation. Après quelques
séances d'héliothérapie, la peau prend une teinte foncée,
surtout marquée chez les sujets naturellement bruns.
Cette apparition de la pigmentation a un double avantage :
elle préserve l'individu contre une lumière trop intense ;
elle est d'un bon pronostic pour le résultat de la cure :
« l'augmentation de la force de résistance du malade est

presque toujours proportionnelle au degré de la pigmentation. Les blonds, moins riches en pigment, sont généralement moins résistants et guérissent moins vites que les bruns. La différence est beaucoup plus sensible encore chez les blonds vénitiens qui ne se pigmentent pas et chez lesquels, comme on le sait, le pronostic de la tuberculose passe pour être particulièrement mauvais ». (Rollier).

Toutes ces actions de la lumière sur l'organisme étant connues, il nous reste à envisager la question de l'héliothérapie à un double point de vue.

A) Comment, au point de vue théorique, peut-on expliquer la guérison ?

B) Quelle est l'évolution clinique d'un tuberculeux soumis à la cure solaire ?

A. Théories pouvant expliquer la guérison

Théorie de la congestion. — Quand un malade expose son corps nu au soleil, sa peau rougit : c'est là un fait connu de tout le monde. Mais cette congestion se manifeste aussi dans la profondeur et, de plus, elle est plus marquée et plus persistante au niveau des lésions tuberculeuses. Qu'on soumette un sujet sain, le torse nu, aux rayons solaires ; à l'auscultation, on ne trouvera aucun signe de congestion. Qu'on soumette au contraire un sujet atteint de tuberculose avérée ou chez qui on ne trouve encore aucun signe permettant de déceler la maladie vers laquelle il évoluera plus tard : à l'auscultation, en des points répondant au siège des tubercules, on trouve des signes de congestion très manifestes avec râles toujours très nets. (Malgat). Il en est de même pour les tuberculoses chirurgicales où la congestion est toujours très marquée. La lumière réalise donc l'hyperhémie tout comme la méthode de Bier et les résultats en doivent incontestablement être les mêmes. Reste donc à connaître comment agit l'hyperhémie dans la méthode de Bier : question encore non résolue et très diversement interprétée.

La première explication qui vient à l'esprit est la suivante : l'afflux du sang étant plus considérable, il y a apport plus grand de phagocytes et la guérison serait due à la phagocytose.

Hamburger considère l'alcalinité du sang et sa richesse en acide carbonique. Il attribue le résultat obtenu au long contact de ce sang avec les tissus lésés et infectés.

Pour Büchner, « l'hyperhémie provoque une sécrétion intense des enzymes par les leucocytes des parties malades, ce qui favoriserait la résorption des toxines et des microbes eux-mêmes ». (Delagenière).

Enfin, pour Heller, la guérison est due à ce fait que la stase sanguine maintient au contact des microbes leurs toxines, qui les intoxiquent à leur tour et les rendent inoffensifs.

Nous ne discuterons pas ces diverses théories. Ce qu'il nous importe de savoir c'est que la lumière produi l'hyperhémie comme la méthode de Bier ; or, voici ce que Delagenière dit à propos de cette méthode : « Nous pensons que la méthode soulage et améliore les tuberculoses articulaires. Il ne faut pas certes lui demander une guérison, mais se rappeler que l'hyperhémie combat utilement le bacille de Koch en provoquant la congestion des parties infectées. Dans les poussées aiguës articulaires des arthrites tuberculeuses, l'application de la bande a un effet remarquable. La douleur, la rougeur et tous les phénomènes inflammatoires disparaissent rapidement, absolument comme les adénites. »

Théorie de l'action microbicide de la lumière. — Cette théorie est logique, si on se base sur l'expérience de Malgat, rapportée dans la première partie. Les rayons chimiques sont bactéricides ; Malgat affirme que ces rayons pénètrent dans l'intérieur des tissus ; ils y jouent donc le rôle d'antiseptique, antiseptique physique, supérieur aux antiseptiques chimiques qui, à côté de leur action bienfaisante, ont toujours une influence plus ou moins néfaste sur les organes qui doivent les éliminer : le rein, par exemple. Or, c'est déjà assez pour un rein de tuberculeux d'éliminer les toxines produites par les bacilles de Koch. En outre, à côté de cette action bactéricide pure, la lumière a une action importante sur les toxines. Elle atténue, probablement en les oxydant, les produits microbiens, ce qui favorise le travail de défense de l'organisme.

Donc, atténuation des bacilles et des toxines par les rayons chimiques pénétrant à travers le corps, puis destruction de bacilles, ainsi s'expliquerait l'évolution heureuse de la tuberculose soumise à la cure solaire.

Théorie des « transformateurs ». — Cette théorie repose également sur l'action bactéricide des radiations. On admet que les radiations à grandes longueurs d'onde pénètrent facilement l'organisme ; mais ces radiations n'étant pas bactéricides, on leur donne cette propriété en leur faisant traverser des « sensibilisateurs ». Dreyer, élève de Finsen, habitant un pays à luminosité insuffisante, eut l'idée d'enduire la peau de ses malades de diverses substances fluorescentes, telles que l'éosine, l'érythrosine. Ces substances ou « sensibilisateurs », pour Dreyer, devaient

suppléer à la pigmentation de la peau, rare dans ces climats à rayons chimiques actifs, et elles transformaient les
rayons jaunes par exemple, non microbicides, en radiations de plus grande longueur d'onde puissamment antiseptiques.

Dans les pays à luminosité intense, la pigmentation naturelle de la peau remplace avantageusement ces substances sensibilisatrices ; mais la théorie et l'interprétation
sont restées. « Grâce à se sensibilisateur (la pigmentation cutanée), le plus parfait et le plus économique de tous,
les rayons lumineux et ultra-violets seraient transformés
en rayons à grandes longueurs d'onde. Or, ces derniers,
d'après les expériences récentes de M. Wiener, posséde-
raient un pouvoir antiseptique à un plus haut degré encore
que les rayons de courtes longueurs d'onde (ultra-violets).»
(Rosselet, cité par Rollier, in Revue médicale de la Suisse
romande, 21 octobre 1909.)

Théorie de la phagocytose. — Remarquons tout d'abord
que, sous l'influence de la lumière, le tuberculeux a ses
phagocytes augmentés dans une proportion notable. Il est
naturel dès lors de penser que cette augmentation répond
à un besoin de l'organisme et que, amélioré par la cure,
le malade s'est trouvé apte à fournir un plus grand con-
tingent de force contre le bacille. Il y a donc phagocytose,
mais cette phagocytose a un rôle secondaire ou capital,
selon que l'on considère le corps perméable ou non aux
rayons bactéricides.

Si l'on admet la perméabilité du corps aux radiations
antiseptiques, le travail des phagocytes est rendu facile
par le fait que les microbes ont déjà subi l'action néfaste
de ces mêmes radiations. Du côté de l'ennemi, en effet, il
y a atténuation des bacilles et des toxines par oxydations.

De plus, celles-ci sont éliminées en plus grande quantité à cause de la diurèse considérable produite par la lumière. Du côté de la défense, apport plus grand de leucocytes par l'hyperhémie locale ; nombre plus considérable de phagocytes dans la masse sanguine totale. Ne sont-ce pas là autant de conditions qui font que l'organisme doit sortir vainqueur de la lutte ?

Si l'on considère le corps imperméable aux rayons bactéricides, la phagocytose seule permet d'expliquer la guérison. La lumière dans ce cas ne devient plus qu'un agent thérapeutique ordinaire, mais un agent thérapeutique très actif, favorisant l'action de la phagocytose en relevant puissamment les forces du malade. Le mode d'action en est simple. La lumière agit incontestablement sur la peau, la pigmentation en est une preuve. Or, « en tant qu'organe d'excitation, d'élimination et d'innervation, aucun organe n'a la valeur de la peau » (Rollier) et l'on peut dire de la lumière ce que MM. Forgue et Reclus disent des bains salés : « C'est par leur action de contact, par l'irritation nerveuse superficielle et non par l'absorption des principes généraux, que les bains salés actionnent les centres par voie réflexe, modifient si puissamment la nutrition des tuberculeux, activent la circulation, relèvent les forces, augmentent les combustions ». (Thérapeutique chirurgicale de MM. Forgue et Reclus).

B. Evolution clinique d'un tuberculeux soumis a l'héliothérapie

Nous devons distinguer ici les tuberculoses pulmonaires et les tuberculoses chirurgicales.

Tuberculose pulmonaire. — Voici d'après Malgat, l'évolution clinique d'un tuberculeux pulmonaire.

Sous l'influence du soleil, les douleurs vagues ressenties par bon nombre de tuberculeux disparaissent pour faire place à une euphorie persistante. Les forces reviennent, l'appétit augmente. Les menstruations disparues réapparaissent. Tous les symptômes généraux s'améliorent au bout d'un temps plus ou moins long. Le malade ne tousse guère plus que le matin pour vider ses bronches, rarement dans la journée. A l'auscultation, on constate l'apparition de gros râles humides, très abondants autour des foyers de tuberculose ; en même temps l'expectoration devient plus abondante, moins purulente, plus aérée.

Au point de vue microscopique, voici les constatations faites par le docteur Bousquet : « Dans tous les examens bactériologiques des crachats, on observe les mêmes faits. Au premier examen, on trouve de nombreux bacilles de Koch, très souvent de nombreux staphylocoques et streptocoques et presque toujours beaucoup de fibres élastiques. Au bout de quatre à cinq semaines, un nouvel examen permet de constater la disparition complète des streptocoques et des staphylocoques ; les fibres élastiques et les bacilles de Koch ont diminué. Au bout d'un temps variable, généralement trois ou quatre mois au plus, on ne rencontre plus de fibres élastiques et les bacilles de Koch ont disparu ou ne sont plus qu'en nombre infime. »

Au premier degré de la tuberculose, une cinquantaine de séances peuvent suffire pour obtenir une guérison complète. Il ne persiste plus qu'une légère différence de sonorité entre les deux sommets.

Au deuxième degré, le nombre des guérisons obtenues est encore considérable, mais le temps de cure est plus long. Légère matité du côté atteint.

Au troisième degré, les résultats semblent précaires, les

malades étant en général emportés par une des complica-
tions si fréquentes à cette période.

Tuberculoses chirurgicales. — Notre intention n'est pas
de passer en revue les différents cas de tuberculose chirurgicale qui peuvent être guéries ou améliorées par l'héliothérapie. Nous avons pensé qu'il serait préférable de donner une observation de chacune de ces principales formes,
C'est ce que nous allons faire dans le chapitre suivant.

Disons simplement que les effets généraux sont ici les
mêmes que dans la tuberculose pulmonaire : l'appétit revient, les forces augmentent et le poids du malade s'ac-
croît. Localement, si la lésion est fistulée, on constate
après chaque séance une sécrétion plus abondante de pus,
comparable à l'expectoration constatée dans la tuberculose pulmonaire.

Le mode de guérison est encore ici un processus de sclérose, souvent limitée à la partie malade, mais qui peut de-
venir plus ou moins généralisée, de sorte que l'on peut dire
que par l'héliothérapie on guérit souvent la tuberculose en
faisant de l'artério-sclérose.

OBSERVATIONS

OBSERVATION PREMIÈRE

(Tuberculose pulmonaire)

(Malgat *in* Cure solaire de la tuberculose pulmonaire chronique)

A..., âgée de 35 ans, modiste, détenue à la maison cellulaire.

Ascendants. — Père âgé de 70 ans, se porte bien. Mère morte tuberculeuse à 37 ans. Deux frères en bonne santé. Sœur âgée de 38 ans, tuberculeuse.

Maladies antérieures. — Bronchites fréquentes ; deux grossesses : l'aîné de ses enfants est mort du croup à 5 ans, l'autre serait mort de méningite. Réglée à 10 ans, périodes irrégulières.

Première visite. — 30 mai 1904.

Etat pulmonaire. — Matité et craquements secs au sommet droit en arrière. Rien de particulier au poumon gauche en arrière. Quelques craquements secs assez rares aux deux sommets en avant. Fréquents crachements sanguins.

Etat général. — Grande nervosité et insomnie. Pas d'appétit ; digestions mauvaises, toux fréquente, expectoration peu abondante, verte et lourde ; sueurs nocturnes, fièvre vespérale. La malade a maigri, mais elle a toujours conservé un certain embonpoint.

4

Traitement. — Insolations de 20 minutes ; arséniate de soude ; glycérophosphate de chaux.

Marche de la maladie. — Les séances d'insolation sont acceptées avec plaisir, car chacune d'elles lui procure un bien-être immédiat. L'état de la malade s'améliore de jour en jour. Comme d'habitude, les gros râles arrivent à leur heure, puis 'e nettoyage se fait autour des lésions ; la toux diminue progressivement ainsi que l'expectoration ; la fièvre du soir et les sueurs de la nuit disparaissent ; l'appétit revient et aussi le sommeil.

12 juin. — L'état pulmonaire est très satisfaisant. Le poids de la malade, qui était de 62 kilogs, est maintenant de 64.

4 juillet. — 38 insolations. On n'entend plus aux sommets que quelques frottements pleurétiques rares. La santé générale est bonne. Malgré cette rapide amélioration, je fais continuer le traitement solaire.

La malade est sortie en septembre parfaitement guérie.

OBSERVATION II

(Tuberculose pulmonaire)

(Malgat *in* Cure solaire de la tuberculose pulmonaire chronique)

A..., 26 ans, artiste lyrique.

Ascendants. — Père cardiaque, mort à 70 ans. Mère bien portante. Une sœur jouissant d'une bonne santé.

Maladies antérieures. — Fièvre scarlatine étant enfant. Réglée à 12 ans. Les périodes reviennent tous les 35 jours. Bronchite contractée en février 1904, en soignant une amie moribonde atteinte de tuberculose. Depuis, elle tousse sans arrêt.

Première visite. — 9 juin 1904.

Etat pilmonaire. — Obscurité du murmure respiratoire du sommet droit en arrière et submatité. Quelques râles secs au sommet du poumon gauche et submatité en arrière. Rien d'anormal en avant. Légère raucité de la voix. Bruits sibilants épars dans les deux poumons.

Etat général. — Légère hypertrophie du foie, large dilatation de l'estomac. Toux fréquente, quelques crachats verts grisâtres et lourds, souvent teintés de sang, principalement au réveil. Appétit conservé, digestions longues. Elle a maigri de 2 kilogs depuis le mois de février.

Traitement. — Insolations de 20 minutes. Arséniate de soude, glycérophosphate de chaux.

Marche de la maladie, 16 juin. — La malade a fait sept insolations : elle s'en trouve bien et continue son traitement.

28 juin. — 19 insolations. L'amélioration est positivement considérable. Les forces sont revenues, la toux a diminué, même le matin au réveil, et les douleurs scapulaires qu'elle ressentait depuis quelques mois ont disparu.

4 juillet. — Le sommet droit respire normalement et c'est à peine si l'on distingue deux ou trois craquements secs au sommet du poumon gauche. La cure va continuer en mon absence.

14 septembre. — Je viens de voir Mlle A... ; elle est absolument guérie. Sa voix est redevenue claire, ses poumons respirent admirablement bien et ses forces sont ce qu'elles étaient jadis. Elle est guérie.

Observation III

(Tuberculose pulmonaire et mal de Pott)

(Malgat in Cure solaire de la tuberculose pulmonaire chronique)

A..., âgé de 34 ans, employé de commerce.

Ascendants. — Père mort à 60 ans d'hémorragie cérébrale. Mère morte à 42 ans, d'une maladie inconnue. Deux frères et une sœur sont morts jeunes de maladies inconnues.

Maladies antérieures. — Fièvre typhoïde à 8 ans ; alcoolique ; mal de Pott et abcès par congestion au niveau des premières vertèbres lombaires. Son mal remonte à 3 ans. Pas de gibbosité. Abcès froids multiples du cuir chevelu, il y a trois ans.

Première visite. — 2 janvier 1904.

Etat pulmonaire. — Obscurité du murmure vésiculaire aux deux sommets en arrière.

Etat général. — Le sujet est bien portant en apparence. Appétit conservé.

Traitement. — Le 5 janvier, un chirurgien appelé en consultation a essayé de faire un curettage des deux abcès par congestion qui se trouvaient de chaque côté de la première vertèbre lombaire. Pansements consécutifs à l'éther iodoformé. La dernière injection dans les abcès fut faite le 11 mars 1904. Le 30 mars, la tumeur de gauche est du volume d'une noix, celle de droite de la grosseur d'une mandarine. Il coule du pus par les trajets fistuleux.

Je conseille l'insolation sur le dos nu.

Du 30 mars au 30 avril : 12 insolations d'une heure de durée. Déjà, les tumeurs ont diminué des deux tiers. Pas une goutte de pus ne passe par les trajets fistuleux. L'état pulmonaire est satisfaisant, la respiration est moins obscure.

Continuation du traitement solaire à la campagne.

Fin juin, le malade est guéri de ses abcès, il ne souffre plus, ses sommets respirent largement. Il est guéri de son mal de Pott.

Fin septembre, il a été fait 102 insolations : la guérison est parfaite.

OBSERVATION IV

(Péritonite tuberculeuse)

(Due à l'obligeance du Dr Caillaud, Chirurgien-chef de l'Hôpital Prince-Albert — Monte-Carlo)

Jeanne Fr.... couturière, 24 ans, entre à l'hôpital de Monaco le 11 avril 1908 pour la première fois.

Antécédents héréditaires. — Père mort à 53 ans d'une bronchite chronique. Mère se porte bien. Son mari est atteint de tuberculose pulmonaire.

Antécédents personnels. — Rougeole dans l'enfance ; fièvre typhoïde à 21 ans. De tout temps, très anémique.

Réglée à 18 ans, régulièrement, tous les mois : sang très pâle, peu abondant, durant quatre jours. Les règles sont précédées et suivies de pertes blanches, accompagnées de névralgies dans la tête et de coliques. Mariée à 22 ans. Aucune grossesse.

Maladie actuelle. — L'affection qui a nécessité l'entrée de cette femme à l'hôpital remonterait à trois ans et aurait débuté sitôt après sa fièvre typhoïde. Les divers symptômes éprouvés depuis cette époque ont été assez variés : maux de tête, fatigue générale, anorexie, crampes d'esto-

mac, mauvaises digestions, constipation, douleurs du ventre, mais plus fortes à l'époque des règles.

Ces divers symptômes se sont manifestés à intervalles
très irréguliers jusqu'à la fin du mois de janvier dernier.
Depuis lors, les douleurs de ventre sont devenues plus fortes, bien qu'elles n'apparaissent toujours qu'à l'occasion
des règles. Ces douleurs se généralisent à tout le ventre,
tout en étant cependant plus fortes du côté gauche du bas-
ventre.

En dehors de ces douleurs, la malade accuse des picote-
ments violents dans le bas-ventre, avec sensation de stric-
tion assez vive, survenant à des intervalles très irréguliers.

Depuis quatre ou cinq mois, pertes glaireuses, épaisses.

Depuis trois mois environ, les selles occasionnent des
douleurs de ventre et il existe des troubles de la miction :
envies fréquentes avec sensation de brûlure dans le canal
à la fin de la miction.

Rien au cœur, ni aux poumons. Facies pâle ; amaigris-
sement.

Examen abdominal le 20 avril.

Spéculum. — Col petit, un peu mou, non congestionné.
un peu rouge seulement à l'orifice ; presque pas d'écoule-
ment ; à peine quelques mucosités au niveau de l'orifice.

Toucher. — Col non douloureux. Le col utérin se sent
dans le cul-de-sac postérieur ; il est entièrement porté en
arrière et fixé dans cette position. Il est douloureux.

Le palper de l'abdomen révèle un *ventre souple*, non
ballonné, absolument indolore et dans lequel on ne sent
absolument rien d'anormal.

Diagnostic. — Rétroversion adhérente. On propose
l'opération de fixation de l'utérus.

Opération 22 avril 1908. — Quelle n'est pas la surprise,

en ouvrant le ventre, de trouver que toutes les anses intes-
tinales du petit bassin étaient couvertes de tubercules bien
caractéristiques. Les anses adhérentes empêchent l'arri-
vée sur l'utérus et les annexes. Toute fixation utérine étant
ainsi contre-indiquée, on se borne à refermer le ventre.

Suites opératoires. — Simples et normales. A noter simplement, une dizaine de jours après l'opération, une crépitation neigeuse apparaissant au palper, crépitation qui
disparaît au bout de trois ou quatre jours.

La malade part le 4 juin en très bon état, ne souffrant
pas, ayant un ventre absolument normal à l'examen et
ayant repris de l'appétit et des forces.

A sa sortie de l'hôpital, elle va, sur mes instances, passer trois mois à la campagne ; elle en revient en excellent
état. Malheureusement obligée de se remettre au travail,
elle ne tarde pas à péricliter.

Au mois d'avril 1909, son mari, tuberculeux, devient plus
malade. Obligée de le soigner, elle se fatigue beaucoup auprès de lui. Son mari étant mort, elle entre de nouveau
dans mon service, le 15 juillet 1909.

Seconde entrée. — A ce moment, elle pèse 49 kilos. Facies très pâle, amaigri. Elle n'a pas de forces. Elle dit
avoir craché du sang. L'examen des poumons n'indique
pas de lésions cependant bien caractérisées, mais il n'en
est pas de même du ventre.

Examen du ventre. — Révèle de larges masses indurées
s'étendant au moins sur la largeur d'une main et offrant
tous les caractères d'une péritonite tuberculeuse, forme
caséeuse.

Traitement. — Bains de soleil sur le ventre jusqu'à deux
heures par jour, arrhénal, viande crue.

Au bout de quinze jours, amélioration.

Au bout de deux mois : pèse 58 kilos au lieu de 49. Le
ventre est souple et ne laisse plus percevoir aucune *masse
indurée*. Les signes de péritonite tuberculeuse ont *entièrement disparu*.

Le 8 novembre, pèse 60 kilos et quitte l'hôpital, se sen-
tant très bien.

Revue dans les premiers jours de mai 1910. Le ventre
ne présente toujours plus rien d'anormal. L'état général
est bon, mais il y a un peu de toux indiquant que les lésions pulmonaires, bien que voilées, ne sont pas tout à
fait éteintes.

Le docteur Caillaud, qui a eu l'obligeance de nous com-
muniquer cette observation, conclut : il s'agit donc ici
d'une tuberculose caséeuse du péritoine, rapidement amé-
liorée et guérie en deux mois par un traitement dont les
bains de soleil ont constitué la partie principale. Je dis
tuberculose péritonéale certaine, car l'observation, dans
son ensemble, me paraît en donner une preuve non dou-
teuse. En effet, la constatation faite lors de l'opération ne
permet aucun doute sur l'existence de la tuberculose à ce
moment. Il est donc tout naturel de considérer que cette
femme, fatiguée par les soins à donner à un mari tuberculeux, présentant quelques mois après tous les signes cliniques de la tuberculose péritonéale à forme sèche, avait
bien réellement la lésion anatomique en question.

Il semble bien, d'autre part, que les bains de soleil aient
été efficaces ; car si la tuberculose du péritoine guérit quelquefois médicalement, ici la rapidité de la guérison a été
telle, et dans un cas si grave, avec des lésions si fortes et
si évidentes, que tout fait admettre une action curative
puissante. Cette action, ce n'est pas le repos, l'arrhénal et
la viande crue qui, à eux seuls, auraient pu l'exercer aussi

fortement. Il en faut donc bien conclure, à mon sens, que c'est à l'action bienfaisante du soleil que l'on doit ce rapide et heureux résultat, qui se maintient depuis près d'un an.

Observation V

(Synovite fongueuse des deux genoux)
Due à l'obligeance du Dr Revillet, médecin de l'Hospice Maritime de l'Enfance
(Asile Dolfus) à Cannes

Mlle H..., âgée de 17 ans, envoyée sur le littoral par le professeur Poncet. Antécédents héréditaires tuberculeux. Etat général médiocre, figure pâle, corps très amaigri, synovite fongueuse double, avec empâtement et distension des culs-de-sac par des fongosités et probablement un peu de liquide.

Les signes cliniques, la tuméfaction étaient à peu près les mêmes des deux côtés. Marche difficile et mouvements étendus douloureux.

Traitement : anesthésie, pointes de feu très pénétrantes, puis immobilisation dans une large genouillère ouatosilicatée. Deux mois après l'on enlève les appareils et l'on constate une amélioration notable des lésions.

M. Poncet envoya alors cette malade sur le littoral, avec recommandation expresse de *laisser le plus possible les genoux et les membres inférieurs jusqu'à mi-hauteur de la cuisse exposés au soleil.*

Au retour à Lyon, en février, certainement trop tôt, l'état général et local étaient complètement transformés. La peau des membres inférieurs, surtout au niveau des genoux, était brune et hâlée par le soleil, tout gonflement avait disparu ; la marche était facile, sans douleur et sans claudication.

Au mois de décembre. M. Poncet revoit la malade ; un peu de gonflement s'était reproduit avec une certaine gêne fonctionnelle. Les lésions n'étaient pas entièrement éteintes.

Départ pour le littoral ; séjour de quatre mois, jusqu'à la fin de mars, avec le même traitement héliothérapique.

Au retour à Lyon, guérison complète ; plus de gonflement ni de douleur, ni de gêne fonctionnelle. Pas d'ankylose.

Néanmoins et en raison des antécédents héréditaires, le professeur Poncet donna le conseil de faire encore quelques saisons sur le littoral, et comme le climat paraissait tout à fait nécessaire, il donna à la mère un dernier conseil, celui de marier sa fille dans le Midi.

OBSERVATION VI
(Coxalgie suppurée avec fistules)
Due à l'obligeance du Dr Revillet.

C. R..., âgée de dix ans. Coxalgie suppurée de droite avec fistules, adénopathie bronchique, état général très mauvais. Après 181 bains, accompagnés de bains de lumière, est revenue à Genève, marchant parfaitement bien ; la coxalgie est entièrement guérie, il n'y a pas de trace d'ankylose ; état général excellent, disparition de l'adénopathie bronchique. A gagné sept kilos (Rapport d'Espine).

OBSERVATION VII
(Coxalgie non suppurée)
Due à l'obligeance du Dr Revillet.

A. M..., neuf ans, coxalgie non suppurée à droite. En outre, carie tuberculeuse du deuxième métacarpien et *spina ventosa* du médius droit. Enfin, tumeur blanche du genou gauche. Etat général très mauvais. Est venue deux années consécutives à Cannes, au bout desquelles elle a été entièrement guérie de ses multiples lésions tuberculeuses ; a gagné cinq kilos la première année et trois kilos la deuxième saison (Rapport d'Espine).

OBSERVATION VIII

(Tumeur blanche du genou non suppurée)
Due à l'obligeance du Dr Revillet

Fillette de 11 ans. Tumeur blanche du genou très tuméfié, non suppurée. L'appareil plâtré porté pendant cinq mois a déterminé une atrophie musculaire et un commencement d'ankylose. A l'asile, nous enlevons l'appareil inamovible. Mobilisation progressive et massage du genou. Bains de mer et de lumière. L'articulation se dégonfle rapidement, en même temps que les muscles reprennent leur volume et leur contractilité. Les mouvements de l'articulation reviennent progressivement. Rentre à Genève absolument guérie : genou normal, pas d'ankylose ; l'enfant marche sans appareil. Transformation de l'état général. Augmente de poids de six kilos.

OBSERVATION IX

(Tumeur blanche suppurée du genou)
Due à l'obligeance du Dr Revillet

Jules C..., 7 ans, tumeur blanche suppurée du genou, six fistules suppurant abondamment ; tout autour des orifices la peau est érodée, végétante, fongueuse. Adénopa-

thie cervicale et sous-maxillaire. Rentre à Genève après une
cure marine et héliothérapique de trois mois, transformé.
Guérison totale de l'adénopathie et du genou. Les fistules
et les ulcérations sont recouvertes d'une peau nouvelle
semblable à la peau environnante. A gagné quatre kilos.

OBSERVATION X

(Spina ventosa et carie de l'avant-bras)
Due à l'obligeance du Dʳ Revillet

Fillette de 8 ans. Carie de l'avant-bras gauche et spina
ventosa suppuré du médius et de l'annulaire du même côté.
Le médecin traitant avait jugé nécessaire l'amputation
d'un de ces doigts. On l'envoie, en décembre, à Cannes.
Après trois mois de cure, on constate la guérison entière
et définitive de la carie de l'avant-bras, ainsi que du spina
ventosa ; l'enfant a recouvré l'usage de ses doigts. Etat
général excellent ; augmentation de poids de trois kilos.

STATISTIQUES

Statistique du Docteur Revillet

(Tuberculoses chirurgicales, *Revue médicale* de Cannes, 15 mars 1910)

Adénopathie trachéo-bronchique. — Séjour de 8 mois.
Malades : 52 enfants.
Guérison : 30, soit 50 0/0.
Améliorations notables : 17, soit 36,3 0/0.
Stationnaires : 3, soit 5,7 0/0.

Mal de Pott. — Malades : 63 enfants.
Guérisons complètes : 27, soit 42,8 0/0.
Améliorations notables : 26, soit 41,2 0/0.
Stationnaires : 6.
Morts : 4.

Coxalgies. — Malades : 94 enfants.
Guérisons complètes : 38, soit 40 0/0.
Améliorations : 50, soit 53,1 0/0.

Tumeurs blanches des autres grandes articulations
(coude, genou, cou-de-pied). — Malades : 82.
Guérisons : 35, soit 42,6 0/0.
Améliorations : 40, soit 48,7 0/0.

Caries osseuses multiples. — Malades : 70 enfants.
Guérisons : 42, soit 60 0/0.
Améliorations : 23, soit 32,9 0/0.

Péritonite tuberculeuse. — Malades : 7.
Guérisons : 3,
Améliorations : 3,
Mort : 1, par suite de perforations.

Statistique du Docteur Rollier de Leysin

Coxalgies 21 (18 guérisons)
- 9 non suppurées = 9 guérisons)
- 6 suppurées fermées = 6 guérisons.
- 6 suppurées avec fistules infectées
  - 2 guérisons.
  - 2 améliorations.
  - 1 sans amélioration.
  - 1 † dégénération amyloïde compliquée de lésions pulmonaires étendues.

Maux de Pott 17 (spondylites) (14 guérisons)
- 8 non suppurés
  - 7 guérisons.
  - 1 † de miliaire était compliqué de lésions pulmonaires.
- 7 suppurés (fermés) = 7 guérisons.
- 2 suppurés avec fistules infectées
  - 1 amélioré.
  - 1 sans amélioration

Tumeurs blanches du genou 11 (gonites et gonarthrites) (9 guérisons)
- 10 non suppurées
  - 8 guérisons dont 2 avec résection.
  - 2 améliorations.
- 1 suppurée = 1 guérison

Péritonites 7 (5 guérisons)
- sans laparotomies
  - 5 guérisons.
  - 2 améliorations.

Tuberculose du bassin 5 (Ilio sacrale) (2 guérisons)
- 2 suppurées (fermées) = 2 guérisons.
- 3 suppurées avec fistules infectées
  - 2 sans améliorations.
  - 1 † de dégénération amyloïde.

Adénites 11
(8 guérisons)

8 suppurées { 6 guérisons. 2 améliorations.

3 non suppurées { 2 guérisons. 1 amélioration.

Ostéites costales 6
(5 guérisons)

4 suppurées avec fistules infectées { 3 guérisons. 1 amélioration.

2 non suppurées = 2 guérisons.

Tuberculose de l'épaule 3
(2 guérisons)

3 non suppurées { 2 guérisons. 1 amélioration.

Tuberculose du coude 4
(4 guérisons)

3 suppurées avec fistules infectées = 3 guérisons.

1 non suppurée = 1 guérison.

Tuberculose du poignet 3
(3 guérisons)

3 non suppurées = 3 guérisons.

Tuberculose du pied 3
(3 guérisons)

3 suppurées = 3 guérisons.

Tuberculides 1 = 4 guérisons.

Tuberculose uro-génitale 5
(2 guérisons)

{ 2 guérisons. 3 améliorations.

CONCLUSIONS

I. — La lumière a une action thérapeutique qui fut entrevue dans l'antiquité.

II. — La lumière est constituée par un mode de vibration de l'éther.

III. — La lumière totale est formée de plusieurs radiations, dont sept sont visibles (violet, indigo, bleu, vert, jaune, orange, rouge) et forment les sept couleurs du spectre. La superposition de ces radiations forme la lumière blanche.

IV. — La lumière solaire doit traverser, pour arriver jusqu'à nous, les espaces interplanétaires et l'atmosphère terrestre.

V. — Dans les espaces interplanétaires, la lumière se polariserait avant d'arriver à l'atmosphère terrestre, et dans les premières couches gazeuses de l'atmosphère une grande partie des radiations solaires rapides (ultra violettes) serait réfractée et déviée ainsi de notre planète.

VI. — Dans l'atmosphère terrestre, l'intensité lumineuse varie en raison inverse de l'épaisseur de la couche atmosphérique et de sa richesse en poussière et en humidité.

VII. — Au point de vue de leur action sur l'organisme, les radiations du spectre peuvent être divisées en deux groupes.

VIII. — L'extrémité rouge a une action tonique et excitatrice de la peau Elle favorise la phagocytose.

IX. — L'extrémité violette ou extrémité chimique du spectre produit la pigmentation cutanée. Elle est puissamment bactéricide.

X. — On discute encore pour savoir si les radiations violettes traversent l'organisme et exercent ainsi dans l'intérieur des tissus leur action antiseptique. D'après Finsen, ces radiations sont arrêtées par la couleur rouge du sang (expérience de Finsen). D'après Malgat, une partie au moins traverse sûrement le corps et peut être recueillie à sa sortie (expérience de Malgat).

XI. — Au point de vue de l'action bactéricide de la lumière, il n'y a pas de différence entre la lumière électrique et la lumière solaire.

XII. — L'application de l'action bactéricide de la lumière au traitement des diverses dermatoses et surtout du lupus tuberculeux constitue la photothérapie.

XIII. — Les radiations violettes et ultra-violettes étant seules bactéricides sont seules employées dans la photothérapie. Elles sont concentrées sur les parties malades au moyen de lentilles convergentes.

XIV. — Finsen a construit des appareils à lumière solaire (peu employés) : d'autres à lumière électrique (plus employés). Des appareils plus perfectionnés ont été créés depuis.

5

XV. — Le traitement photothérapique du lupus dure au moins six mois et doit être fait dans des séances quotidiennes de plus ou moins longue durée, suivant les appareils.

XVI. — Les bons résultats de la photothérapie sont incontestables. La guérison est un processus de sclérose. La régularité des cicatrices est remarquable.

XVII. — L'héliothérapie est l'application thérapeutique de la lumière solaire, totale, sans concentration de ses rayons.

XVIII. — Elle consiste à exposer uniquement la partie lésée, ou bien une plus grande surface du corps, ou bien encore tout le corps nu aux rayons solaires.

XIX. — Une condition indispensable pour faire de l'héliothérapie est d'avoir une bonne luminosité.

XX. — En raison de l'action importante du climat sur la tuberculose, il importe de faire un choix judicieux de ce climat pour le traitement héliothérapique.

XXI. — L'héliothérapie est appliquée avec succès à la tuberculose pulmonaire et aux diverses tuberculoses chirurgicales.

XXII. — Elle produit la pigmentation cutanée et une congestion marquée des parties atteintes.

XXIII. — Il semble y avoir un rapport entre l'intensité de la pigmentation et le bon pronostic de la cure.

XXIV. — Les séances doivent être quotidiennes autant que possible et plus ou moins longues, suivant le siège de la lésion.

XXV. — Une fois la pigmentation apparue, on peut continuer, pour ainsi dire indéfiniment et sans véritable danger, l'insolation dans les tuberculoses chirurgicales.

XXVI. — Les séances d'héliothérapie, dans la tuberculose pulmonaire, doivent être courtes et prudentes, à cause de la congestion pulmonaire produite par l'insolation et de la possibilité d'une hémoptysie.

XXVII. — On n'a pas encore donné de véritables contre-indications à l'emploi de l'héliothérapie comme traitement des tuberculoses chirurgicales.

XXVIII. — Il en existe pour la tuberculose pulmonaire : Toute prédisposition aux hémoptysies, toute congestion marquée du poumon ; une fièvre trop élevée, un état cachectique trop marqué, la grossesse, la menstruation sont autant de contre-indications. Quand la tuberculose pulmonaire est trop avancée, il est prudent de s'en abstenir, la moindre petite congestion pouvant amener une hémoptysie fatale.

XXIX. — Le soleil agit soit par l'action bactéricide de ses rayons, si ceux-ci pénètrent l'organisme, soit uniquement par son action tonique et en favorisant la phagocytose si le corps est imperméable aux radiations antiseptiques.

XXX. — Le processus de guérison est un processus de sclérose locale ou plus ou moins généralisée.

BIBLIOGRAPHIE

ALLARD. — La chaleur radiante lumineuse appliquée à la thérapeutique (Presse médicale, 1902).

APERY. — Héliothérapie, photothérapie (XIIIe Cong. intern. de méd., sect. de thérapeut., 1900).

AURIGO. — Le soleil générateur et régénérateur, 1906.

BOHN. — L'évolution du pigment. Paris, Naud, 1901.

BUSCHKE. — Traitement de la tuberculose des extrémités par la congestion ou méthode de Bier (Deutsch. Med. Woch., 1893).

CAPDEVILLE. — Contribution à l'étude de l'action des rayons chimiques sur la peau et les microorganismes (thèse Lyon, 1901).

CARADEC. — Les bains de soleil chez les enfants (Hyg. nouvelle, Paris 1900).

CHATIN et CARLES. — Photothérapie. La lumière, agent biologique et thérapeutique.

CIECHANSKI. — L'état actuel de la question de l'action bactéricide de la lumière (Med. Obozr. Mosk, 1901).

DELAGENIÈRE. — Méthode de Bier (physiothérapie) ; Bibliothèque de thérapeutique, Gilbert et Carnot.

FINSEN. — Les rayons chimiques et la variole (Sem. méd., 30 mai 1894).

— Traitement du lupus vulgaire par les rayons chimiques concentrés (Sem. méd., 22 décembre 1892).

FORGUE et RECLUS. — Thérapeutique chirurgicale.

FOVEAU (de Courmelles). — Les cures de lumière (Rev. méd., Paris, 1902).

FRANÇOIS. — La photothérapie (Presse méd. belge, 1902).

GARNAULT. — Sur quelques applications thérapeutiques de la lumière (Compte-rendu de l'Académie des sciences, Paris, 1900).

GAUSSEL. — Traitement de la tuberculose pulmonaire, 1909.

GEIGER. — Application thérapeutique du bain de lumière et du bain de chaleur lumineuse (thèse Paris, 1902).

HALLOPEAU et ROLLIER. — Sur les cures solaires directes des tuberculoses dans les stations d'altitude (Extr. du bulletin de l'Acad. de méd. ; séance du 24 novembre 1908).

HUGUENIN. — Thérapeutique par les agents physiques.

JOUSSET. — L'action de la lumière solaire et de la lumière diffuse sur les crachats tuberculeux (Cpte-rendu de la Soc. de biol., Paris, 1902).

JUHEL-RÉNOY. — Sur le traitement de la variole par l'obscurité (Sem. méd., 1893).

LAGRANGE. — Cure d'altitude (Rev. des mal. de la nutrit., 1896).

LALESQUE. — Climatothérapie (Biblioth. de thérapeutique, Gilbert et Carnot).

LEREDDE. — La photothérapie et ses applications à la thérapeutique des affections cutanées (Bull. gén. de thérap., Paris, 1901).

LORTET et GENOUD. — La lumière, agent thérapeutique (Lyon, 1902).

MACHARD et VALETTE. — L'hyperhémie et son action thérapeutique, 1907.

MALGAT. — La cure solaire de la tuberculose pulmonaire chronique (Mém. à l'Acad. de méd., 1904).
— La cure solaire de la tuberculose pulmonaire (Mois médical, de 1903 à 1910).
— La cure solaire de la tuberculose pulmonaire, 1907.
— La cure solaire de la tuberculose pulmonaire chronique (Congrès international de la tuberculose. Paris, 1905).

MILLIOZ. — De l'héliothérapie locale comme traitement des tuberculoses articulaires (thèse Lyon, 1899).

ORTICONI. — De l'héliothérapie (thèse Lyon, 1901).

PERONNET. — Le traitement de la variole par la méthode de Finsen.

POEY. — Influence de la lumière violette sur la croissance.

REVILLET. — Effets curatifs du climat marin méditerranéen et de l'héliothérapie locale dans trois cas de vastes résections osseuses (Extrait de la Gaz. des eaux, 1904).
— Traitement de la tuberculose infantile à Cannes par les cures marine et solaire (Rev. méd. de Cannes, décembre 1909, janvier et février 1910).

Revue Médicale de la Suisse romande (1905 à 1910).

RIKLI. — La cura atmospherica o il bagno di aria, od il bagno di sole (Riv. int. d'Ig., 1895-96).

ROBERT KOCH. — Communication au Congrès international de Berlin (Ueber bacteriol. Forshüng, 1890).

ROLLIER. — La cure d'altitude et la cure solaire de la tuberculose chirurgicale.
— Le traitement des tuberculoses chirurgicales par la cure d'altitude et l'héliothérapie (Communication faite au Congrès international de la tuberculose. Paris, 1905.

RUNELL. — Cure de soleil. Strand. Mag., London, 1898.

Sibley. — Du traitement des maladies par la lumière et la chaleur (Prov. méd., Lyon 1901).

Strauss. — La tuberculose et son bacille.

Uppelmann. — Importance hygiénique de la lumière solaire (Riv. int. d'Ig., 1890).

SERMENT

En présence des Maîtres de cette Ecole, de mes chers con-disciples, et devant l'effigie d'Hippocrate, je promets et je jure, au nom de l'Etre suprême, d'être fidèle aux lois de l'honneur et de la probité dans l'exercice de la Médecine. Je donnerai mes soins gratuits à l'indigent, et n'exigerai jamais un salaire au-dessus de mon travail. Admis dans l'intérieur des maisons, mes yeux ne verront pas ce qui s'y passe ; ma langue taira les secrets qui me seront confiés, et mon état ne servira pas à corrompre les mœurs ni à favoriser le crime. Respectueux et reconnaissant envers mes Maîtres, je rendrai à leurs enfants l'instruction que j'ai reçue de leurs pères.

Que les hommes m'accordent leur estime si je suis fidèle à mes promesses ! Que je sois couvert d'opprobre et mé-prisé de mes confrères si j'y manque !

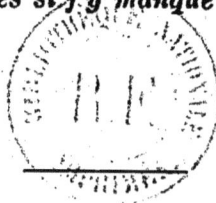

www.ingramcontent.com/pod-product-compliance
Lightning Source LLC
Chambersburg PA
CBHW070856210326
41521CB00010B/1951